Un guide essentiel de la santé intestinale

Introduction

La plupart des gens ne considèrent jamais l'importance de la santé intestinale. Il se passe beaucoup plus dans votre système digestif que la simple digestion des aliments, l'absorption des nutriments et l'élimination des déchets. **Si votre santé est loin d'être parfaite, votre intestin sera probablement au moins partiellement responsable!**

Le tube digestif est une combinaison fascinante d'activités. La nourriture est digérée. Une partie de ces aliments est autorisée à être absorbée dans la circulation sanguine, tandis que d'autres composants de votre repas et du processus digestif ne peuvent pas pénétrer dans le corps.

Pensez-y. Votre tube digestif est un long tube qui commence à votre bouche et se termine à l'autre extrémité. Le truc qui entre dans une extrémité et qui sort de l'autre n'a jamais vraiment pénétré le corps.

L'eau est réabsorbée dans le gros intestin. Les déchets continuent de circuler.

Il existe également des bactéries qui jouent un rôle important dans tout cela. **Avoir les bons types et niveaux de bactéries dans le tube digestif fait une énorme différence dans votre santé globale.**

Considérez à quel point vous vous sentez horrible lorsque votre système digestif est en panne. Brûlures d'estomac, crampes, ballonnements, gaz, diarrhée et constipation ne sont que quelques-uns des inconvénients courants d'un intestin malsain. Mais cela va beaucoup plus loin que cela.

Il y a des implications qu'un intestin en mauvaise santé peut contribuer au diabète, aux maladies cardiaques, à la maladie d'Alzheimer et au cancer.

Il est avantageux d'avoir un intestin sain. Dans cet ouvrage, nous examinerons es signes et les symptômes d'un intestin malsain et discuterons des moyens de amener un intestin malsain à un état de bonne santé.

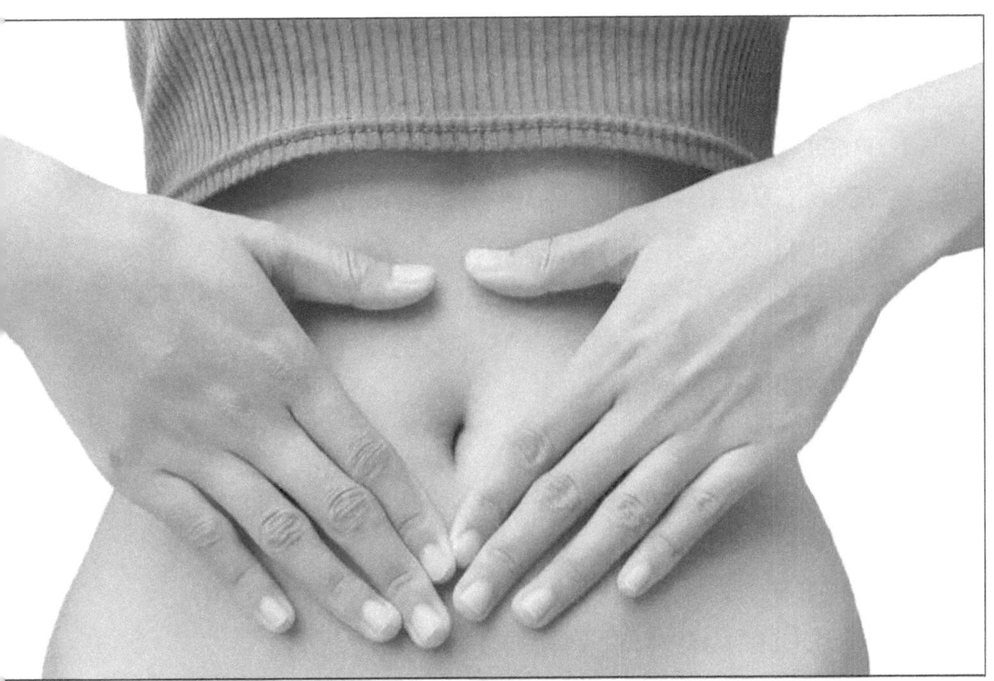

Considérez ces sujets comme un moyen d'en savoir plus sur l'importance d'une bonne santé intestinale:

1. **Chapitre 1: Votre intestin est chargé de bactéries.** Vous avez plus de cellules bactériennes dans votre corps

que de cellules humaines. Peut-être que ce que nous considérons comme un corps humain est en réalité un organisme bactérien entouré de cellules humaines.

2. **Chapitre 2: Les conséquences d'un intestin malsain.** Un intestin malsain peut causer plus que de l'inconfort du tube digestif. Un intestin en mauvaise santé peut être la principale cause de nombreuses maladies potentiellement mortelles.

3. **Chapitre 3: Causes d'un intestin malsain.** À présent, vous savez qu'un intestin malsain est une question sérieuse. Maintenant, vous allez découvrir ce qui crée un intestin malsain.

4. **Chapitre 4: Syndrome Leaky Gut.** Le syndrome de l'intestin qui fuit est un problème grave avec de graves implications pour la santé.

5. **Chapitre 5: Régime d'élimination.** Un régime d'élimination est quelque chose que tout le monde devrait faire au moins toutes les années. C'est l'une des choses les plus bouleversantes qu'une personne puisse faire pour elle-même.

6. **Chapitre 6: Allergies alimentaires vs sensibilités.** Une mauvaise santé intestinale peut contribuer à ces graves problèmes.

7. **Chapitre 7: Conseils pour améliorer la santé intestinale.** Que pouvez-vous faire pour améliorer votre santé intestinale ? Vous le découvrirez ici !

Je pense que l'âge en tant que nombre n'est pas aussi important que la santé. Vous pouvez être en mauvaise santé et être assez misérable à 40 ou 50 ans. Si vous êtes en bonne santé, vous pouvez profiter des choses jusqu'à 80 ans. »
- Bob Barker

Chapitre 1: Votre intestin est chargé de bactéries (et c'est une bonne chose!)

En fait, il y a plus de 100 milliards de bactéries dans l'intestin. Ceci inclue à la fois les bonnes et les mauvaises bactéries. **Cette collection de bactéries est appelée microbiote intestinal ou microbiome intestinal.** Certaines de ces bactéries, comme E. Coli, peuvent provoquer des maladies. Cependant, la plupart des bactéries de votre corps sont là pour vous aider.

Elles sont un élément important de votre système immunitaire et aident à maintenir l'équilibre de votre corps.

Il existe quelques centaines de types de bactéries dans l'intestin humain qui ont divers effets sur le corps humain.

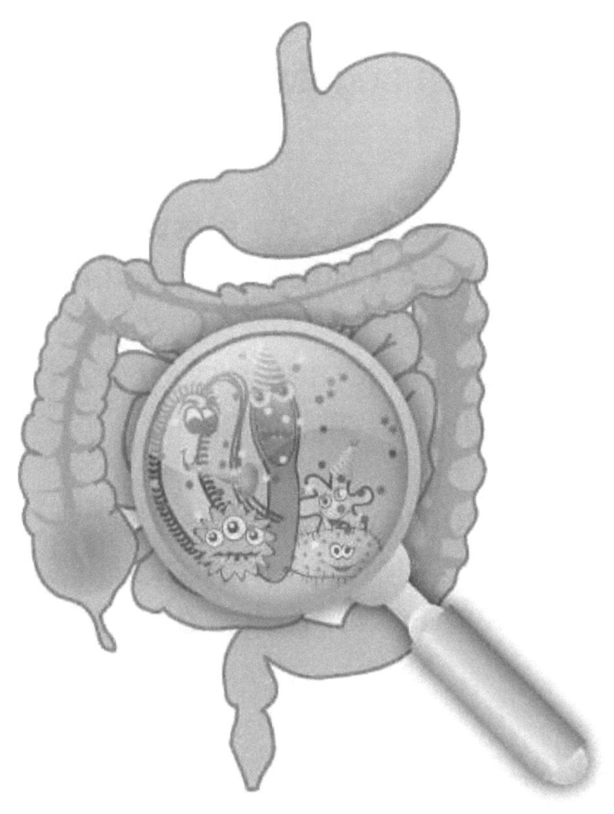

'ar exemple, il existe des bactéries qui ugmentent l'inflammation, tandis que 'autres la diminuent. D'autres bactéries acilitent la digestion et l'absorption des utriments. Les scientifiques découvrent ncore toutes les différentes façons dont ces actéries influencent les différents systèmes u corps

Si le rapport de ces bactéries devient déséquilibré, cela affecte négativement votre santé.

Considérez que plus de 75% du système immunitaire est géré par l'intestin. Il existe également plus de 100 millions de neurones dans l'intestin qui peuvent communiquer avec d'autres cellules et organes du corps.

On pense que de nombreux problèmes de santé sont causés ou influencés par une mauvaise santé intestinale. Certains d'entre eux incluent:

- Diabète de type 2
- Maladie cardiaque
- Problèmes de peau et de cheveux
- Cancer
- Polyarthrite rhumatoïde
- Sclérose en plaques
- Asthme
- Allergies
- Anxiété
- Dépression
- Démence
- Obésité
- Maladie inflammatoire de l'intestin

Si les bactéries dans votre intestin sont
déséquilibrées, vous souffrez plus que
nécessaire. Bon nombre des problèmes de
santé auxquels vous pourriez être confrontés
pourraient être considérablement aidés en
créant un intestin plus sain.

Un intestin sain a les bons types de bactéries
dans les bons ratios.

*«L'art de guérir vient de la nature et non du
médecin. Par conséquent, le médecin doit
partir de la nature, avec un esprit ouvert.*
- Paracelse

Chapitre 2: Les conséquences d'un intestin malsain

Un intestin malsain a trois conséquences
principales: l'inflammation, les problèmes
d'absorption des nutriments et les problèmes
immunitaires / auto-immuns. Tous ces
problèmes peuvent avoir des conséquences
dévastatrices sur la santé.

Inflammation

On pense que l'intestin est la principale cause d'inflammation dans le corps. **L'inflammation est l'un des principaux facteurs de maladie et entraîne également de nombreux symptômes inconfortables.** Un corps enflammé est un corps inconfortable.

Il existe plusieurs symptômes pouvant être causés par une inflammation, notamment:

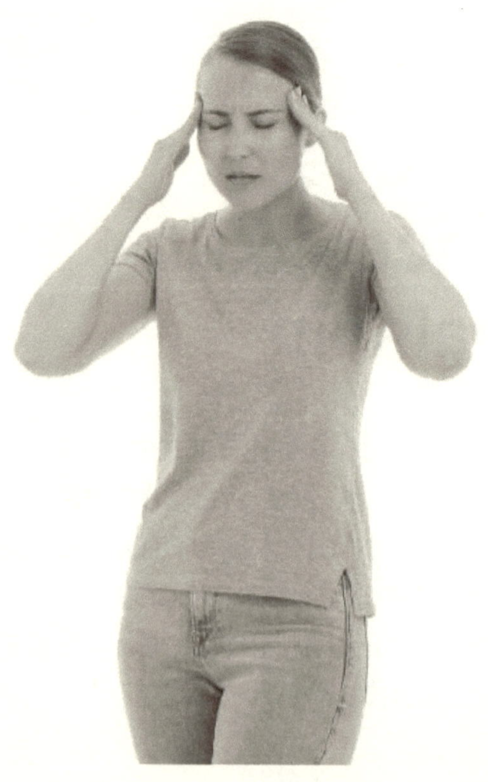

1. **Insomnie.** Cela peut être difficile à croire, mais il a été démontré que l'inflammation intestinale est une cause d'insomnie. Si vous avez du mal à dormir et que vous ne parvenez pas à identifier une autre cause, vos nuits blanches peuvent être dues à une inflammation intestinale.

2. **Acné et autres troubles cutanés.** On pense que l'acné, le psoriasis et de nombreuses autres affections cutanées peuvent être causés par une inflammation du tube digestif.

3. **La dépression.** L'inflammation qui atteint le cerveau peut influencer la production et le rapport des neurotransmetteurs.

4. **Anxiété.** Une anxiété sans cause identifiable peut également être causée par une inflammation.

5. **Fatigue.** L'inflammation peut entraîner des déséquilibres des hormones de stress du corps, entraînant une fatigue surrénalienne et une fatigue générale dans tout le corps.

6. **Brouillard cérébral.** L'inflammation dans le cerveau peut être une cause de brouillard cérébral.

7. **Déséquilibres hormonaux.** Chez les femmes, l'inflammation intestinale peut modifier les niveaux d'hormones et provoquer des bouffées de chaleur, modifier la durée du cycle menstruel et affecter les symptômes du SPM.

   - Chez les hommes, les déséquilibres hormonaux dus à une inflammation intestinale peuvent entraîner de la fatigue, une perte musculaire, un dysfonctionnement érectile et une mauvaise mémoire.

8. **Symptômes liés à la thyroïde.** L'inflammation systémique dans le corps peut rendre plus difficile pour votre corps d'utiliser correctement l'hormone thyroïdienne. Cela peut entraîner des symptômes d'hypothyroïdie, même si vos taux d'hormones thyroïdiennes sont normaux.

Problèmes d'absorption des nutriments

Les nutriments que votre corps est capable d'absorber et d'utiliser sont affectés par vos bactéries intestinales. Alors que la majeure partie de l'absorption des nutriments dans le corps humain se produit dans l'intestin grêle, il y a également une quantité importante de digestion qui se produit dans le gros intestin.

Presque toute la digestion qui se produit dans le gros intestin est le résultat d'une activité bactérienne. Les bactéries fermentent les protéines et les glucides restants qui ont dépassé l'intestin grêle. Ces protéines et glucides sont convertis en acides gras à chaîne courte qui peuvent être utilisés pour l'énergie dans le corps.

Des bactéries dans l'intestin sont également nécessaires pour synthétiser la vitamine B12, la thiamine, le folate, la riboflavine, la vitamine K et la biotine.

Un intestin sain est nécessaire pour la synthèse et l'absorption des nutriments.

Problèmes auto-immunes et liés à l'immunité

Fait intéressant, on pense que les bactéries intestinales jouent un rôle important dans les maladies auto-immunes. **Il s'avère que les protéines produites par les bactéries intestinales courantes peuvent servir de déclencheur à de nombreuses maladies auto-immunes telles que la colite ulcéreuse et la polyarthrite rhumatoïde.** Ces protéines imitent les protéines présentes naturellement dans le corps humain.

Le système immunitaire devient sensibilisé à ces protéines et commence à attaquer ces protéines et les protéines naturelles.

Le syndrome de l'intestin qui fuit peut également contribuer à des maladies auto-

mmunes. Nous discuterons bientôt du
syndrome de l'intestin qui fuit.

**Un intestin en mauvaise santé peut
être la principale cause de
nombreuses maladies auto-immunes,
telles que:**

1. **Maladie cœliaque.** La maladie
   cœliaque est un trouble immunitaire qui
   empêche les gens de manger du gluten
   sans léser l'intestin grêle. Le système
   immunitaire est activé en présence de
   gluten et attaque l'intestin grêle.

2. **Intolérance au gluten.** Il y a beaucoup
   de gens qui n'ont pas de véritable
   allergie au gluten mais qui sont très
   sensibles au gluten dans l'alimentation.

3. **Maladie inflammatoire de l'intestin.** Il
   s'agit d'un terme général qui décrit les
   troubles qui impliquent une inflammation
   chronique du tube digestif. Elle
   comprend plusieurs maladies, dont les
   plus courantes sont la colite ulcéreuse
   et la maladie de Crohn.

4. **La dépression.** Il y a de plus en plus de preuves qu'un problème auto-immun est au moins partiellement responsable de certains cas de dépression.

5. **Syndrome du côlon irritable.** Alors que la maladie cœliaque affecte l'intestin grêle, le syndrome du côlon irritable cible le gros intestin. Le syndrome du côlon irritable ne cause pas de dommages permanents mais peut être difficile à gérer. Une réponse du système immunitaire ou des changements dans les bactéries intestinales sont souvent à blâmer.

6. **Allergies alimentaires et réactivité.** Des déséquilibres bactériens dans l'intestin ont été impliqués dans de nombreux cas d'allergies alimentaires. Les intolérances à certains aliments peuvent également être imputées à la flore intestinale.

7. **Douleur articulaire.** La polyarthrite rhumatoïde peut causer de grandes douleurs articulaires et des lésions à long terme des articulations touchées. Il s'agit d'une maladie auto-immune qui touche 1,3 million de personnes aux États-Unis.

8. **Hypothyroïdie.** La cause la plus fréquente d'hypothyroïdie est une maladie auto-immune qui est souvent traitée en s'attaquant aux infections intestinales.

Espérons que l'on commence à comprendre à quel point un intestin sain est important pour la santé générale. **100 trillions de bactéries ont le potentiel de créer de nombreux défis ou de favoriser une bonne santé.** Les maladies auto-immunes peuvent être débilitantes et potentiellement mortelles.

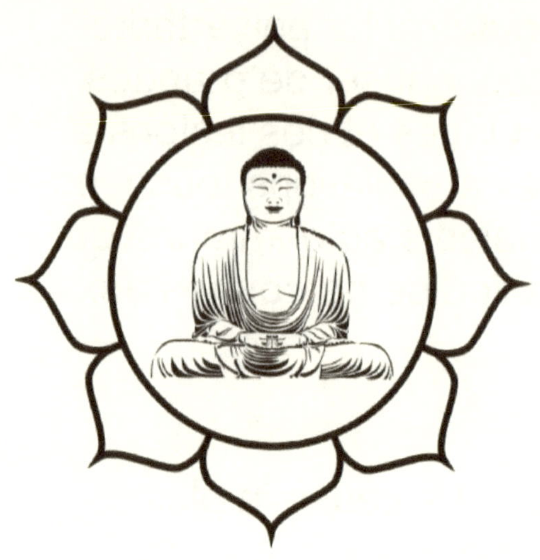

Chapitre 3: Causes d'un intestin malsain

Qu'est-ce qui cause un intestin malsain? Les causes sont nombreuses et il est probable que les chercheurs en trouveront davantage au cours des prochaines années. **Heureusement, les causes d'un intestin malsain peuvent être largement éliminées en prenant de sages décisions**

ur ce que vous mangez. Des choix
ntelligents à la table de la salle à manger
peuvent contribuer grandement à créer un
système digestif sain.

**Essayez ces méthodes pour éliminer
les causes d'un intestin malsain de
votre vie:**

1. **Mauvaise habitudes
   alimentaires.** Une alimentation saine
   est propre à la personne. Un régime qui
   améliore la santé intestinale est celui qui
   soutient les bonnes bactéries dans le
   corps, ne perturbe pas le tube digestif,
   fournit la quantité appropriée de calories
   et de nutriments et est durable. Les
   allergies et les sensibilités alimentaires
   sont également des considérations
   importantes.

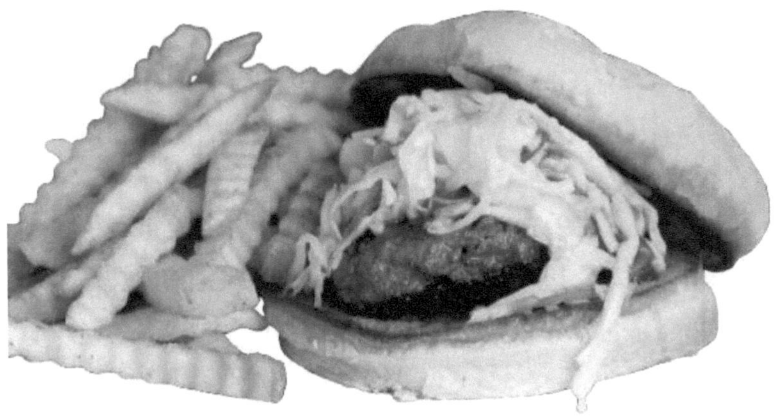

2. **Le mauvais équilibre des bactéries.** Ceci est principalement fonction de l'alimentation.

3. **De l'alcool.** L'alcool peut perturber le processus digestif et avoir également un impact sur l'équilibre naturel des bactéries dans l'intestin.

4. **Anxiété et stress.** Il existe des études qui montrent que l'anxiété et le stress peuvent avoir un impact sur la santé intestinale. Non seulement les bactéries intestinales sont affectées, mais la consommation alimentaire et la digestion sont également affectées.

- Vous pourriez vous sentir obligé de trop manger ou de mal manger lorsque vous êtes stressé. Ou peut-être trouvez-vous difficile de manger lorsque vous êtes stressé.

- L' anxiété et le stress peuvent
  également contribuer aux brûlures
  d'estomac, aux nausées, à la
  diarrhée et à la constipation.

- L' anxiété et le stress réduisent
  également la qualité du sommeil.

5. **Mauvais contrôle de la glycémie.** La
résistance à l'insuline perturbe-t-elle les
bactéries de l'intestin, ou les bactéries
de l'intestin créent-elles une résistance
à l'insuline? En fait, les deux situations
se produisent.

6. **Les antibiotiques peuvent tuer les
bactéries saines dans l'intestin.** Les
antibiotiques ont un large spectre
d'action. De nombreux antibiotiques
provoquent la diarrhée. Maintenant vous
savez pourquoi.

Comme pour de nombreux autres problèmes
de santé, l'alimentation est la principale
cause d'un intestin malsain. **Une
alimentation saine est l'un des meilleurs
moyens d'améliorer votre santé générale
et votre santé intestinale.** La plupart des

causes d'un intestin malsain peuvent être minimisées en faisant des choix alimentaires intelligents.

«La littérature médicale nous dit que les moyens les plus efficaces de réduire le risque de maladie cardiaque, de cancer, d'accident vasculaire cérébral, de diabète, d'Alzheimer et de bien d'autres problèmes sont par une alimentation saine et de l'exercice. Nos corps ont évolué pour bouger, mais nous utilisons maintenant l'énergie contenue dans l'huile au lieu des muscles pour faire notre travail.
- David Suzuki

Chapitre 4: Syndrome de l'intestin qui fuit

La muqueuse de l'intestin grêle est très importante pour une bonne santé. **Il fournit une barrière entre la circulation sanguine et le contenu de l'intestin.**

Tout ce qui entre ou vit dans l'intestin ne doit pas entrer dans la circulation sanguine. C'est aux cellules de la muqueuse intestinale de prendre cette décision importante. Dans un testin sain, rien ne peut pénétrer dans la circulation sanguine sans la bénédiction de la muqueuse intestinale.

Dans le syndrome de l'intestin qui fuit, la muqueuse intestinale n'est pas intacte à 100% et des substances indésirables peuvent pénétrer dans le sang par l'intestin.

Ces substances peuvent causer des ravages dans le corps de plusieurs manières, telles que:

1. **Le foie est surchargé.** Lorsque des substances toxiques pénètrent dans le corps, le foie est chargé d'éliminer ces substances. Vous ne pouvez pas vivre sans votre foie, donc réduire au maximum sa charge de travail est une bonne idée.

2. **Le système immunitaire est activé.** Une substance étrangère dans le corps peut stimuler une réponse immunitaire. Une activité immunitaire inutile peut être dommageable pour le corps humain.

3. **Une inflammation se produit.** L'activité du système immunitaire peut déclencher une inflammation. **On pense que l'inflammation est la cause de nombreuses maladies graves.**

4. **Augmentation de la probabilité d'allergies et de sensibilités alimentaires.** Le syndrome de l'intestin qui fuit est une voie qui peut créer des allergies et des sensibilités alimentaires.

Symptômes d'un intestin qui fuit

Il existe une grande variété de symptômes, ce qui peut rendre difficile l'identification de l'intestin qui fuit avec un degré élevé de certitude.

Ces symptômes comprennent:

- Des épisodes réguliers de ballonnements, de diarrhée, de gaz, de constipation ou de douleurs digestives
- Asthme
- Allergies saisonnières

- Éruptions cutanées ou autres problèmes de peau
- Sensibilités alimentaires multiples
- Troubles auto-immunes tels que le lupus et la polyarthrite rhumatoïde
- Brouillard cérébral
- Mauvaise mémoire
- Maux de tête
- Fatigue
- Anxiété, dépression
- Difficulté à se concentrer

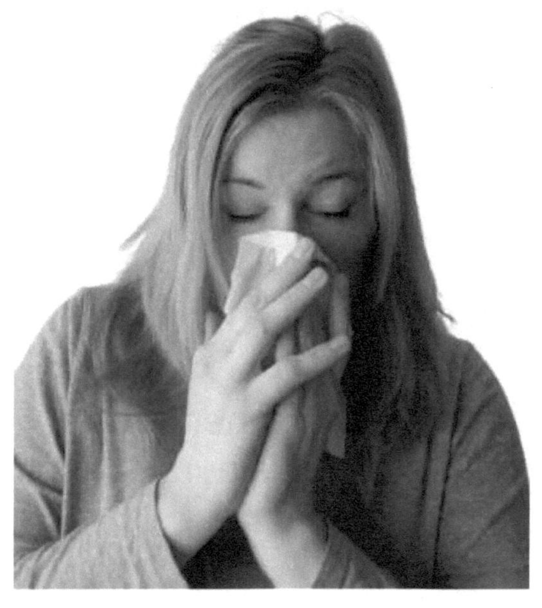

C'est une liste assez large de symptômes! Si
ous présentez un ou plusieurs de ces

symptômes, avez-vous le syndrome de l'intestin qui fuit ?

Peut être.

Considérons ce qui contribue au syndrome de l'intestin qui fuit.

«Certaines personnes sont naturellement minces et certaines sont plus lourdes. Il y a beaucoup d'attention là-dessus, et cela peut entraîner beaucoup de pression pour les gens. Mais honnêtement, je pense que tant que quelqu'un est en bonne santé, c'est le plus important.
- Jennifer Lopez

Causes de l'intestin qui fuit

La plupart des experts conviennent que l'intestin qui fuit peut avoir plusieurs causes.

Ceux-ci inclus:

- Stress
- Toxines et infections
- Sélection d'aliments

Ce que ces facteurs ont en commun, c'est qu'ils créent une inflammation que beaucoup considèrent comme la principale cause de fuite intestinale.

La principale stratégie pour lutter contre les fuites intestinales est d'éliminer les sources d'inflammation.

Stress

Le stress chronique est un contributeur important au syndrome de l'intestin qui fuit. Le stress entraîne une inflammation. Le stress peut également inhiber la réponse immunitaire, ce qui permet à diverses sources d'inflammation de ne pas être contrôlées.

Les meilleures façons d'éliminer ce facteur contributif sont d'apprendre et de pratiquer les techniques de relaxation et de minimiser le stress dans votre vie.

Toxines et infections

Les bactéries qui se produisent normalement dans l'intestin peuvent se développer excessivement dans les bonnes conditions et endommager la muqueuse intestinale. Les parasites sont un autre type d'infection qui peut endommager l'intestin.

Ces bactéries peuvent créer une variété de toxines et d'enzymes qui corrompent la muqueuse de l'intestin et interfèrent avec la digestion normale.

Sélection des aliments

On considère que le régime alimentaire joue le rôle le plus important dans la formation de fuites intestinales.

Plusieurs aliments sont généralement considérés comme problématiques:

- Grains raffinés
- Sucres raffinés
- Colorants artificiels
- Arômes artificiels
- Conservateurs
- Aliments transformés
- Les aliments qui provoquent des sensibilités ou stimulent le système immunitaire. Ces aliments varient d'une personne à l'autre.

e corps humain en général, et le système immunitaire en particulier, ne reconnaissent pas de manière fiable ces substances comme des aliments. Ces substances peuvent entraîner une activité du système immunitaire, alourdir le foie et provoquer une inflammation.

Certaines personnes sont très sensibles à certains aliments. Un moyen simple d'identifier ces aliments est de suivre un régime d'élimination.

«Un homme sage doit considérer que la santé est la plus grande des bénédictions humaines, et apprendre comment, par sa propre pensée, tirer profit de ses maladies.»
- Hippocrate

Chapitre 5: Régime d'élimination

Etant donné que les aliments que vous consommez peuvent avoir un tel impact sur votre santé globale et votre santé intestinale, trouver les aliments qui ne correspondent pas à votre corps peut être un outil puissant pour améliorer votre santé.

Un régime d'élimination est une sorte d'expérience. **Cela vous aidera à identifier les aliments spécifiques qui provoquent des symptômes négatifs lorsqu'ils sont ingérés.** En un mot, vous éliminez tous les aliments suspects de votre alimentation, puis vous les rajoutez un à la fois. Les aliments incriminés sont faciles à identifier avec cette méthode.

Il y a deux parties à tous les régimes d'élimination:

- Élimination
- Réintroduction

Phase d'élimination

En phase d'élimination, le but est d'éliminer tous les aliments susceptibles de provoquer une réaction négative. **Il est important d'éviter tous ces aliments potentiellement irritants pendant cette phase.**

Vous pouvez faire votre propre liste d'aliments à éviter, mais les coupables les plus courants sont:

- Produits laitiers
- Œufs
- Fruits de mer
- Soja
- Agrumes
- Sucre
- Gluten / blé
- Couleurs artificielles
- Conservateurs
- Édulcorants artificiels
- Conservateurs
- Noix

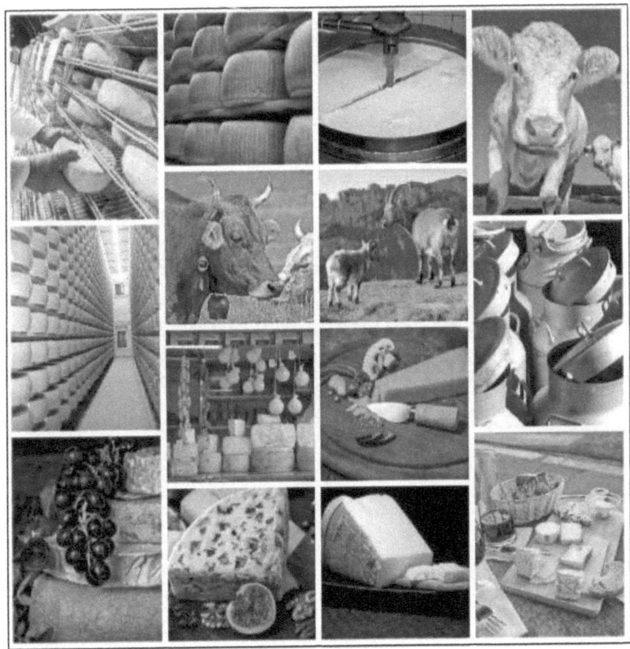

Il peut sembler qu'il ne reste plus rien à manger, mais ce n'est pas vrai. En fait, la plupart des aliments naturels vous sont encore disponibles, tels que:

- Viande et poisson non transformés
- Haricots, riz, lentilles
- Légumes
- Fruits autres que les agrumes

C'est probablement la façon dont votre mère a toujours voulu que vous mangiez de toute façon!

Combien de temps dure la phase d'élimination? **Deux à trois semaines sont recommandées.** C'est assez de temps pour que votre corps se stabilise et atteigne un état de base.

Une fois la phase d'élimination terminée, il est important de vous évaluer. Évaluez-vous sur les éléments suivants:

- Qualité du sommeil
- Focus
- Humeur

- Douleur physique - maux de tête, douleurs articulaires, douleurs musculaires
- Anxiété
- Digestion - douleurs à l'estomac, habitudes intestinales
- Énergie
- Qualité de la peau / imperfections

Utilisez n'importe quelle échelle de notation que vous aimez: A à D, 1-10, 1-5 étoiles, c'est à vous.

Maintenant que vous avez un bon point de départ, il est temps de commencer à réintroduire les aliments.

«Les gagnants de la vie traitent leur corps comme s'il s'agissait d'un magnifique vaisseau spatial qui leur offre le meilleur moyen de transport et d'endurance pour leur vie.»
- Denis Waitley

Phase de réintroduction

Comment vous sentez-vous? **La plupart des gens trouvent qu'ils se sentent mieux**

qu'ils ne l'ont fait depuis longtemps. La plupart d'entre nous mangent beaucoup de choses que notre corps n'apprécie pas. Il semble que les aliments les plus attrayants soient rarement ceux qui maximisent notre santé.

Il est temps de découvrir quels aliments vous devriez éviter de façon permanente. Vous pourriez être surpris par ce que vous trouvez. Mais vous serez heureux d'avoir effectué cette expérience sur vous-même.

La phase de réintroduction est celle où les choses deviennent intéressantes.

Suivez ce processus pour réintroduire les aliments dans votre alimentation:

1. **Choisissez un aliment que vous avez évité et ajoutez-le à votre alimentation.** Mangez cet aliment plusieurs fois par jour pendant 2 à 3 jours.

2. **Réévaluez ce que vous ressentez.** Évaluez-vous sur les mêmes catégories que vous avez considérées à

la fin de la phase d'élimination.

3. **Notez tout changement.** Si vos notes diminuent, vous savez que vous devriez éviter cette nourriture à l'avenir. Si vous ne remarquez aucun changement, cet aliment peut être considéré comme sûr à manger.

4. **Revenez en arrière et réintroduisez un autre aliment. N'ajoutez qu'un seul aliment à la fois.** Si vous ajoutez plus d'un aliment et que vous vous sentez moins bien, comment saurez-vous quel aliment cause des problèmes négatifs?

5. **Continuez à expérimenter.** Vous constaterez peut-être que certaines noix sont bonnes, mais d'autres pas. Peut-être que vous manipulez un édulcorant artificiel mais pas les autres. Soyez logique et effectuez les expériences nécessaires pour réduire la liste des aliments qui pourraient poser des problèmes.

Cela ne prendra pas aussi longtemps que vous pourriez le penser. Vous ne mangez probablement pas autant d'aliments différents que vous le pensez. **En un laps de temps relativement court, vous pouvez acquérir des connaissances sur les aliments que vous mangez qui peuvent changer votre vie.**

«Si nous pouvions donner à chaque individu la bonne quantité de nourriture et d'exercice, ni trop ni trop peu, nous aurions trouvé le moyen le plus sûr d'être en bonne santé.»
- Hippocrate

Chapitre 6: Allergies alimentaires vs sensibilités

Il y a une partie de la population qui a une ou plusieurs allergies alimentaires. Il y a beaucoup plus de personnes qui souffrent de sensibilités alimentaires. De nombreuses personnes prétendent être allergiques à un groupe alimentaire alors qu'elles ont vraiment une sensibilité alimentaire.

uelle est la différence? C'est
rincipalement l'implication du système
nmunitaire.

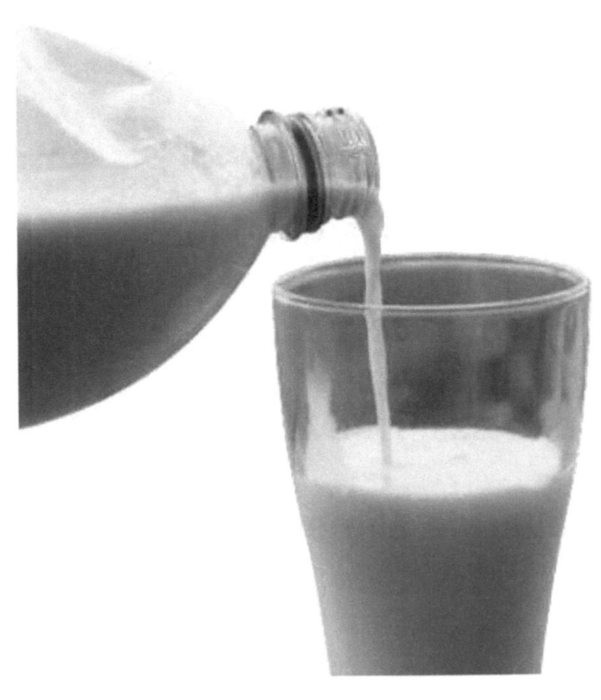

ar exemple, certaines personnes sont
ntolérantes au lactose. Lorsqu'elles
onsomment des produits laitiers dont le
actose n'a pas été éliminé, elles souffrent de
az, de ballonnements, de crampes et de
iarrhée importants. Cependant, ce n'est pas
ne véritable allergie. elles n'ont tout

simplement pas l'enzyme pour digérer le lactose.

Les bactéries du côlon se régalent du lactose qui aurait été auparavant absorbé par une personne qui n'était pas intolérante au lactose. Tous les gaz et autres effets secondaires sont produits par ces bactéries.

Une véritable allergie alimentaire comprend une réponse immunitaire. C'est comme si le corps considérait la nourriture comme un envahisseur étranger. Les anticorps sont libérés par le corps pour attaquer la nourriture. La réponse inflammatoire peut être assez sévère.

Les symptômes d'allergie alimentaire comprennent:

- Irritations
- Démangeaisons
- Gonflement de la gorge, de la langue, du visage ou des lèvres
- Douleurs abdominales
- Nausées, vomissements, diarrhée
- Étourdissements ou évanouissements

ans des situations extrêmes, les réactions
llergiques aux aliments peuvent même
nettre la vie en danger. Il n'y a qu'une
oignée d'aliments responsables de 90% de
outes les allergies alimentaires. Ce sont les
rachides, le lait, le soja, les œufs, le blé, le
oisson, les noix et les crustacés.

leureusement, seulement 1 à 2 pour cent de
a population souffre d'une ou plusieurs
llergies alimentaires.

**es sensibilités alimentaires sont
eaucoup plus fréquentes.** La plupart des
ens ont au moins un aliment qui les laisse
e sentir plus mal après l'avoir mangé
u'avant.

**es symptômes de sensibilité alimentaire
omprennent:**

- Anxiété
- Irritabilité
- Fatigue
- Brouillard mental
- Brûlures d'estomac, nausées,
  vomissements, douleurs à l'estomac,
  ballonnements, diarrhée
- Maux de tête

Les allergies alimentaires sont certainement plus graves, mais les sensibilités alimentaires peuvent également être assez misérables. Vous pourriez être choqué de voir à quel point vous vous sentez mieux simplement en évitant tous les aliments qui ne correspondent pas à votre corps.

Vous pourrez peut-être déterminer les aliments à éviter avec le processus de régime d'élimination. Si vous sentez que vous rencontrez toujours des problèmes avec certains aliments, parlez-en à votre médecin. De nos jours, ils peuvent déterminer la plupart des aliments qui provoquent une réaction négative dans votre corps avec un simple test sanguin.

Chapitre 7: Conseils pour améliorer la santé intestinale

Vous comprenez la valeur d'une bonne santé intestinale, mais que pouvez-vous faire pour améliorer la santé de votre intestin? En fait, vous pouvez faire beaucoup. Heureusement, une grande partie est assez simple et facile. Quelques changements simples dans votre style de vie peuvent donner de grands résultats.

Améliorez votre santé intestinale avec ces activités:

1. Ayez une alimentation naturelle. Les seuls animaux sur la planète qui mangent des aliments transformés sont les humains et les animaux que les humains nourrissent. Les aliments transformés ne sont pas naturels et nous n'avons jamais eu l'intention de les manger.

2. Assurez-vous de consommer suffisamment de fibres. Il n'est pas nécessaire de consommer d'énormes quantités de fibres, mais assurez-vous de respecter les recommandations. Les chiffres varient selon le sexe et l'âge, mais peuvent être facilement trouvés en ligne.

- Les fibres continuent de faire avancer les choses dans le tube digestif et les fibres solubles sont utilisées comme nourriture par de nombreuses bactéries bénéfiques dans l'intestin.

- Les aliments riches en fibres comprennent: les haricots, les lentilles, l'artichaut, les poires, le soja, le brocoli, l'avocat, les pommes, les pruneaux et de nombreuses graines.

3. Mâchez bien. Les aliments bien mâchés sollicitent moins le système digestif. Il faut beaucoup de travail pour digérer de gros morceaux de nourriture. Le processus digestif est beaucoup plus efficace lorsque les aliments sont bien mâchés.

4. Mangez des aliments fermentés. Le yogourt, le miso, le kimchi, le kéfir, le tempeh, la choucroute et les cornichons ne sont que quelques exemples d'aliments qui peuvent améliorer la santé intestinale. Manger au moins un de ces aliments chaque jour peut faire des merveilles.

5. Prenez des probiotiques. Les probiotiques ajoutent de bonnes bactéries à votre intestin et aident à tuer bon nombre des mauvaises bactéries.

Assurez-vous de commencer lentement avec le dosage.

6. Buvez beaucoup d'eau. L'eau est utilisée dans tout le corps. Elle aide à digérer les aliments. Elle est utilisée dans la production d'enzymes de digestion. Il n'est pas nécessaire de boire dix litres d'eau chaque jour, mais de boire selon la soif. Donnez la priorité à la consommation d'eau par rapport aux autres boissons.

7. Faites de l'exercice. L'exercice est bon pour chaque partie de votre corps. Des mouvements réguliers sont également utiles pour aider à déplacer les aliments dans le tube digestif et à maintenir la régularité.

8. Dormez suffisamment. Tous les aspects de la santé sont renforcés par un sommeil et un repos suffisants. Votre santé intestinale n'est pas différente.

9. Évitez les excès de sucre. Le sucre jette l'équilibre des bactéries dans l'intestin. Et le sucre est malsain en général.

10. Détendez-vous. Le stress tue. C'est mauvais pour votre intestin, votre digestion et votre santé en général. Apprenez à vous détendre. C'est une compétence qui s'apprend.

Pouvez-vous voir que ce sont tous des comportements qui sont sous votre contrôle? L'un des meilleurs moyens d'améliorer votre santé est de renforcer la santé de votre intestin. Ces 10 éléments peuvent contribuer grandement à atteindre cet objectif.

«Les ingrédients de la santé et de la longue vie sont une grande tempérance, le plein air, un travail facile et peu de soins ».
- Philip Sidney

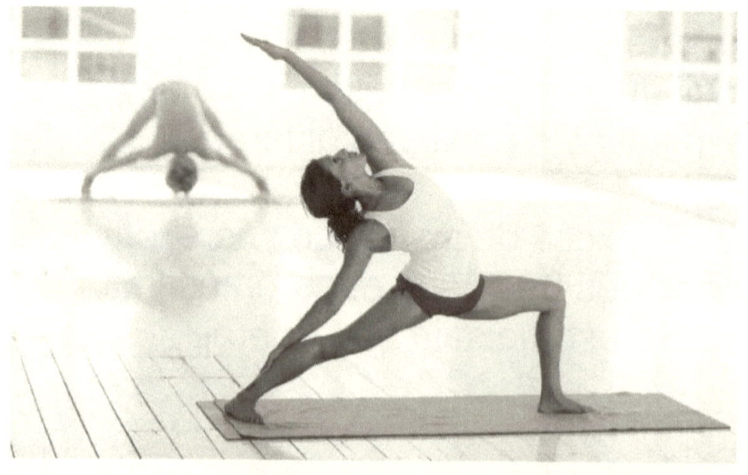

Conclusion

Les scientifiques et la communauté
médicale commencent seulement à
comprendre la vaste influence que
l'intestin a sur le reste du corps. Le
système immunitaire et le système
nerveux sont fortement influencés par la
santé intestinale.

Les bactéries naturellement présentes
dans l'intestin jouent un rôle central
dans la santé et la maladie. On pense
que les maladies cardiaques, les
maladies auto-immunes, les maladies
neurologiques et de nombreux autres
états de mauvaise santé sont au moins
partiellement causés par les bactéries
présentes dans l'intestin.

La santé intestinale peut être fortement
influencée par les choix alimentaires
que vous faites chaque jour. Manger les
bons aliments et éviter les aliments qui
ne sont pas d'accord avec votre corps
peut faire beaucoup pour améliorer
votre santé.

Vous constaterez peut-être que bon
nombre de vos problèmes de santé
actuels disparaissent miraculeusement
en quelques semaines seulement en
faisant de votre santé intestinale une
priorité.

«C'est la santé qui est la vraie richesse et
non des pièces d'or et d'argent.»

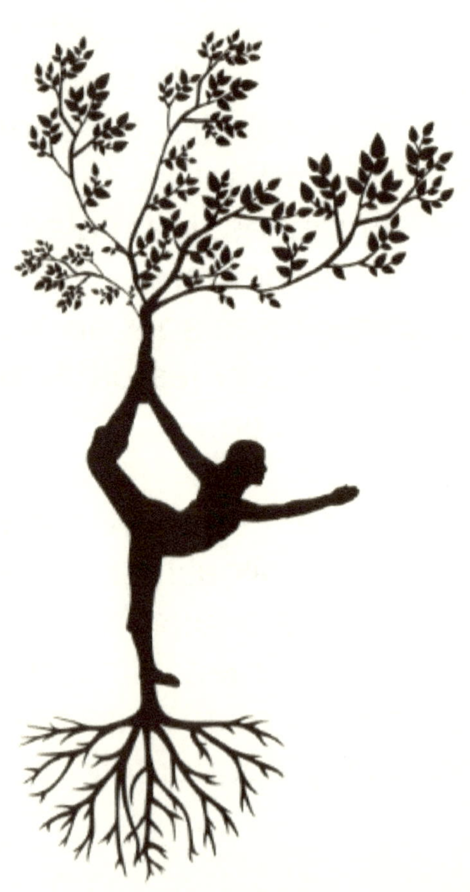